ÉTUDE CLINIQUE ET EXPÉRIMENTALE

SUR LES

AMYOTROPHIES RÉFLEXES

D'ORIGINE ARTICULAIRE

PAR

Le Docteur R. DEROCHE

Ancien interne des Hôpitaux de Paris
Médaille de bronze de l'Assistance publique

PARIS
G. STEINHEIL, ÉDITEUR
2, RUE CASIMIR-DELAVIGNE, 2

1890

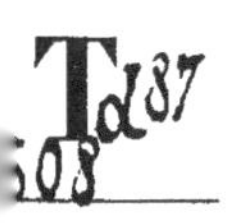

ÉTUDE CLINIQUE ET EXPÉRIMENTALE

SUR LES

AMYOTROPHIES RÉFLEXES

D'ORIGINE ARTICULAIRE

IMPRIMERIE LEMALE ET Cie, HAVRE

ÉTUDE CLINIQUE ET EXPÉRIMENTALE

SUR LES

AMYOTROPHIES RÉFLEXES

D'ORIGINE ARTICULAIRE

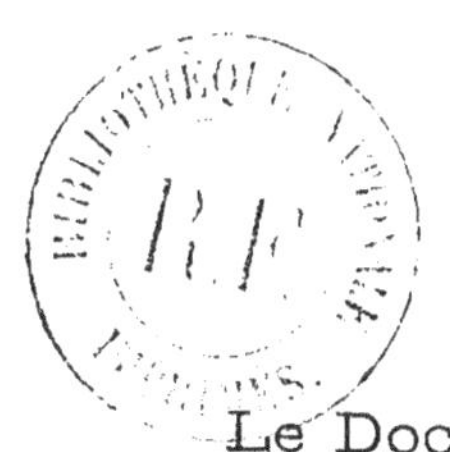

PAR

Le Docteur R. DEROCHE

Ancien interne des Hôpitaux de Paris
Médaille de bronze de l'Assistance publique

PARIS
G. STEINHEIL, ÉDITEUR
2, RUE CASIMIR-DELAVIGNE, 2

1890

ÉTUDE CLINIQUE ET EXPÉRIMENTALE

SUR LES

AMYOTROPHIES RÉFLEXES

D'ORIGINE ARTICULAIRE

AVANT-PROPOS

Pendant le cours de notre quatrième année d'internat dans le service de notre cher et excellent maître M. F. Raymond, nous eûmes l'occasion d'examiner et de suivre longuement deux malades atteints d'atrophies musculaires considérables qui avaient succédé à du rhumatisme articulaire. Un troisième malade s'étant présenté à nous porteur de cette même affection, nous eûmes l'idée de rassembler les divers documents épars sur cette question et d'en faire le sujet de notre thèse, mais en nous occupant plus particulièrement des cas un peu anormaux de cette maladie, qui étaient ceux que nous avions observés. Cette tâche aurait été lourde pour nous si nous n'avions pas été guidé par les conseils de notre maître, si bon et si dévoué pour ses élèves.

Notre modeste travail se divise en quatre parties ; dans le première nous faisons un résumé de l'historique de la question, ce chapitre peut paraître long, mais les publications sur les amyotrophies articulaires sont tellement nombreuses qu'il nous a été impossible de l'abréger. Une seconde partie expose la description clinique de ces maladies, leurs complications et leurs formes anormales ; elle est suivie d'un chapitre contenant nos observations personnelles. Dans une dernière partie enfin nous nous occupons de l'anatomie et de la physiologie pathologiques des atrophies articulaires, puis nous présentons des expériences nouvelles qui complètent les expériences de nos prédécesseurs et qui viennent donner, croyons-nous, un surcroît de valeur à la théorie réflexe de ces amyotrophies. Le tout est accompagné d'un index bibliographique comprenant exclusivement les ouvrages ou les mémoires qui se sont occupés de la question que nous traitons.

Nous ne saurions mieux faire que de rappeler au début de ce travail les noms vénérés des professeurs Gosselin et Lasègue qui nous donnèrent les premières leçons dans nos études médicales, et le nom du Dr Martineau dont nous fûmes l'interne à l'hôpital de Lourcine en 1886.

Nous prions M. le professeur Peter, dont nous avons été l'interne provisoire à la Charité en 1885, de recevoir nos remerciements pour le grand honneur qu'il nous a fait en acceptant la présidence de notre thèse.

Nous avons été externe dans les services de MM. Périer, Dumontpallier, Féréol ; nous tenons à les remercier de leurs savantes leçons et de leur affabilité à notre égard.

Que MM. Legroux, Nicaise, Léon Labbé, Tillaux, Quinquaud et Lucas-Championnière, chez qui nous avons rempli les fonctions d'interne provisoire et qui nous ont toujours témoigné tant de bienveillance veuillent bien recevoir ici tous nos sentiments de reconnaissance.

Quant à nos maîtres d'internat, MM. Gérin-Roze (1887) à Lariboisière, Bar (1888) à la Maternité de Tenon, Descroizilles (1888) aux Enfants-Malades, Raymond (1889) à Saint-Antoine, nous n'avons jamais trouvé chez eux que des sentiments de bonté et d'indulgence ; leur enseignement nous est précieux et cher ; nous n'avons qu'à suivre leurs conseils, qu'à nous rappeler leur exemple, pour exercer toujours avec honneur la profession médicale.

C'est pour nous un devoir bien doux que de témoigner ici à notre ami le Dr P. Reynier, chirurgien des hôpitaux, professeur agrégé, l'immense gratitude que nous éprouvons pour tout ce qu'il a fait pour nous pendant le cours de nos études ; nous avons trouvé auprès de lui un maître et un ami ; jamais ses conseils, jamais son appui ne nous ont fait défaut ; nous en garderons toujours le souvenir.

CHAPITRE PREMIER

Historique.

L'histoire des atrophies musculaires d'origine articulaire est de date relativement récente. C'est seulement dans ce siècle et principalement dans sa seconde moitié que l'attention des cliniciens s'est portée sur ces myopathies particulières comme du reste sur les autres formes de l'atrophie musculaire en général.

Si cependant on recherche dans l'antiquité médicale on trouve des traces de la maladie qui nous occupe. Il y a dans Hippocrate une observation (1) où à la suite d'un traumatisme de la hanche le membre inférieur aurait été vu décharné, sans muscles, etc., et cette phrase caractéristique : dans les luxations du coude non récentes, il y a atrophie des chairs (2). Gubler (3) fait la relation d'une maladie décrite par le médecin grec et suivie d'amyotrophie paralytique de un ou plusieurs membres. Galien et ses successeurs ne virent point la distinction qui existe entre l'atrophie musculaire et les différentes formes d'émaciation pathologique et décrivirent les amyotro-

(1) Rapportée dans la thèse de DESCOSSE.
(2) HIPPOCRATE. Traduct. LITTRÉ, t. IX, p. 69.
(3) *Archives générales de médecine*, 1860.

phies qu'ils durent observer comme des amaigrissements par consomption.

Il faut en réalité arriver jusque vers la fin du dix-huitième siècle pour voir mettre en relief l'atrophie musculaire qui accompagne les lésions des articulations (1). En effet, John Hunter consacre un chapitre, dans ses leçons sur les principes de la chirurgie, aux rapports qui existent entre les troubles que l'on observe dans les muscles et les affections articulaires qui en sont la cause, s'occupant principalement de l'entorse ; il discute la théorie de l'inactivité fonctionnelle, la repousse et conclut à l'atrophie musculaire par sympathie (2). Nous voyons à partir de ce moment l'atrophie musculaire d'origine articulaire souvent signalée par les chirurgiens, tantôt à la suite de traumatismes des jointures, tantôt à la suite d'arthrites. C'est ainsi que Nélaton à la Société anatomique (1835) attire l'attention sur l'atrophie qui accompagne la coxalgie, Bonnet (1845) (3) sur celle qui suit l'entorse ; Malgaigne admet ces atrophies et les explique par l'immobilité ; J. Roux (1845) (4) s'occupant de l'hydarthrose de l'articulation de l'épaule signale l'atrophie qui survient sur le deltoïde et pense l'expliquer par les troubles de nutrition que doit subir le muscle par suite de la distension de la synoviale. On peut citer la thèse de Trastour en 1853 (5) sur le rhumatisme goutteux, il signale la

(1) J.-L. Petit ne s'était occupé que de l'atrophie musculaire consécutive aux fractures.

(2) *Œuvres complètes*, traduction Richelot. Paris, 1839, t. I.

(3) *Traité des maladies des articulations*, t. I.

(4) *Annales de la chirurgie*, t. XV.

(5) On trouvera à l'index bibliographique placé à la fin de cette

rétraction des muscles et des ligaments, et de la diminution de volume des masses musculaires. Dans sa thèse de doctorat sur la goutte (1853) M. Charcot parle des atrophies musculaires péri-articulaires qui se joignent aux rétractions des muscles pour produire les déformations de cette maladie. En 1856 Cruveilhier, dans son traité d'anatomie pathologique, s'occupant des atrophies musculaires, les classe en atrophie simple ou atrophie par macilence et atrophie avec transformation de tissu, en admettant un type intermédiaire; il cite des atrophies d'origine articulaire consécutives à des arthrites, à des ankyloses, à des rigidités articulaires, il les place parmi les atrophies avec transformation et les attribue à l'inactivité fonctionnelle. « La grande loi, écrit-il, qui préside « à toutes les atrophies musculaires, c'est l'immobilité « ou l'absence plus ou moins complète de contractions « musculaires, quelle qu'en soit la cause, l'atrophie mus« culaire absolue suppose une immobilité absolue, car « si peu qu'un muscle se contracte, sa nutrition est main« tenue au moins en tant que fibre musculaire. » Il admet cependant en plus une action nerveuse particulière sur la nutrition du muscle, car il dit : « Il est probable que « l'action nerveuse exerce sur les muscles relativement à « leur atrophie une double influence : 1° une action directe « sur leur nutrition ; 2° une action indirecte par l'immo« bilité à laquelle le muscle est condamné par suite de « l'absence de l'influx nerveux ; mais il est bien démontré

thèse l'indication exacte des ouvrages ou des mémoires cités et ayant trait à l'atrophie d'origine articu aire.

« que l'immobilité pure et simple, indépendamment de « toute lésion nerveuse suffit à elle seule pour déterminer « l'atrophie musculaire » (1). Citons en 1858 la thèse de Plaisance où étudiant le rhumatisme chronique, sous la direction de M. Charcot, il explique les déviations des extrémités par les atrophies musculaires jointes aux rétractions ; il insiste sur l'atrophie musculaire au voisinage des jointures. En 1859 Gosselin inspire à son élève Lejeune une thèse où il est traité de l'atrophie musculaire qui accompagne les fractures ; la pathogénie admise est la déviation du mouvement nutritif des parties molles en faveur du cal, il ne s'occupe pas des atrophies articulaires.

A cette époque, les travaux de Charcot, de Gubler, de Duchenne de Boulogne attirent l'attention des médecins sur les amyotrophies articulaires et leur étude qui avait été faite surtout par les chirurgiens entre dans une phase médicale. Nous nous occuperons maintenant de l'historique de ces atrophies principalement au point de vue des affections des jointures du ressort de la médecine.

En effet, Gubler en 1860 et 1861 à la Société de biologie et dans les *Archives générales de médecine* public des observations d'amyotrophies et de paralysies consécutives à des maladies aiguës (diphtérie, fièvre typhoïde, choléra, érysipèle). M. Brown-Séquard, cette année, fait à Philadelphie des leçons, traduites depuis, où il admet parfaitement ces atrophies, leur assignant une origine réflexe et faisant jouer le rôle important aux phénomènes vaso-moteurs dans leur production. Béziel, élève de Gubler (1864), écrits a thèse sur les atrophies musculaires

(1) T. III, p. 127 et 128.

qui accompagnent le rhumatisme articulaire aigu, laissant de côté les atrophies localisées et considérant le rhumatisme comme maladie générale. Les leçons de Vulpian sur la physiologie du système nerveux (parues en 1866) résument les différentes expériences et les faits qui ont trait aux phénomènes réflexes. La thèse de Vergely qui date de cette année signale nettement l'atrophie du deltoïde, des muscles fessiers, des muscles de la main dans le rhumatisme chroniqne. Dans ses leçons sur le rhumatisme et la goutte (1868), M. Charcot s'occupe des amyotrophies qui accompagnent ces affections et qui contribuent à en causer les déformations qu'il décrit minutieusement. En 1869 Liégeois dans son traité de physiologie traite de la pathogénie des atrophies articulaires; il cite la théorie de l'inaction, celle des nerfs trophiques, celle de la nutrition insuffisante par rétrécissement des champs artériels et celle (Brown-Séquard) du travail irritatif par influence réflexe.

L'ordre chronologique amène à la thèse d'agrégation de M. Ollivier sur les atrophies musculaires (1869). Cet auteur fait un chapitre spécial sur les atrophies articulaires qu'il place parmi les atrophies de cause locale, il étudie celles qui accompagnent les fractures et celles qui suivent les maladies des articulations, les rapprochant les unes des autres. « Le système musculaire éprouve « le contre-coup de presque toutes les affections qui « peuvent atteindre les jointures ; une maladie articu- « laire se déclare et l'on voit survenir consécutivement « une atrophie considérable de certains muscles » (1).

(1) P. 95.

Il signale les atrophies d'origines chirurgicales et celles médicales qui accompagnent le rhumatisme et la goutte. « Mais ce n'est pas seulement dans l'arthrite ou l'hydar- « throse localisée que ces phènomènes atrophiques s'ob- « servent. On les constate aussi dans le rhumatisme « articulaire chronique primitif » (1).

En 1872 nous voyons une communication de M. le professeur Lefort à la Société de chirurgie sur des cas divers d'atrophie, dont un à la suite d'entorse avec atrophie de la jambe et du pied, guéris par les courants continus. La même année M. Collette, un élève de Gubler, s'occupe dans sa thèse des atrophies péri-articulaires ; il présente des observations de cas d'arthrites chroniques, il met en relief la polysarcie du tissu cellulo-adipeux sous-cutané ainsi que les troubles trophiques du côté de la peau qui existent dans ses observations. Béni-Barde (1872), sous le nom de névromyopathies périarticulaires, à la Société d'hydrologie, cite des observations où des atrophies ont succédé à des affections des articulations ; il se range à la théorie réflexe. L'année suivante M. Sabourin fait sa thèse sur les atrophies dues au rhumatisme ; élève de Lasègue, il reproduit les idées favorites de son maître sur le rhumatisme (2) et conclut que la complication des amyotrophies est sous la dépendance de l'inflammation rhumatismale des tissus fibreux péri-articulaires.

En 1874 paraît l'ouvrage de Weir-Mitchell sur les lésions des nerfs, où sont cités un certain nombre de

(1) P. 97.
(2) Lasègue. *Études médicales*, t. II, p. 577 et 659.

paralysies et d'atrophies réflexes (1); dans la préface de ce livre qui est de Vulpian se lit le passage suivant : « Un « groupe d'éléments anatomiques de la moelle se trouve « frappé d'inactivité, à la suite d'une lésion ayant pour « siège une région du corps qui paraît n'avoir aucune « relation directe avec ces éléments : de là, paralysie des « muscles animés par les nerfs dont le fonctionnement « nécessite l'intégrité physiologique de ces éléments. »

Vulpian, dans ses leçons sur les vaso-moteurs parues en 1875 consacre un chapitre à l'étude de l'influence de l'appareil vaso-moteur sur la nutrition intime des muscles ; il s'occupe des atrophies des muscles qui environnent une articulation atteinte d'inflammation (2) ; il n'admet pas que l'atrophie soit le résultat de l'inertie fonctionnelle imposée au muscle par la douleur de la jointure malade ; mais, se basant sur la rapidité d'évolution de la myopathie, il la range parmi les atrophies dites réflexes. Pour lui les extrémités nerveuses articulaires irritées occasionnent dans le foyer d'origine des nerfs du muscle une modification qui se traduit par l'atrophie. On remarque la même année une observation publiée dans le *Progrès médical* de MM. Desnos et Barié. Il s'agit d'un fait analogue aux atrophies articulaires. A la suite d'un traumatisme du pied est survenue une atrophie de tous les muscles du membre inférieur ; les muscles avaient gardé leur contractilité électrique.

De nouveau le professeur Lefort (1876) appelle l'attention de ses collègues de la Société de chirurgie sur les

(1) P. 161.
(2) T. II, p. 327.

amyotrophies à la suite d'arthrites et d'hydarthroses ; il va même plus loin et pense que les atrophies que l'on voit survenir consécutivement à des traumatismes et que l'on attribue d'ordinaire aux contusions nerveuses doivent dépendre de l'arthrite traumatique inévitable qui se déclare ; il parle également des bons résultats thérapeutiques qu'il a retirés des courants continus, faibles et permanents (courants de nutrition). Également en 1876 nous voyons une discussion à la Société de médecine de Paris, où M. Onimus apporte des faits d'atrophie des muscles fessiers consécutifs à divers traumatismes, il établit la relation qui existe entre ces amyotrophies et les lésions de voisinage (entorse, arthrites, fractures), il y voit une autre cause que l'immobilité du membre ; Gillette qui lui répond fait jouer un certain rôle au repos forcé des muscles.

L'année suivante paraît la traduction des leçons de chirurgie de James Paget où un chapitre est consacré aux atrophies péri-articulaires (1) ; il admet que pour une inflammation chronique le défaut d'exercice peut expliquer l'atrophie, mais qu'il n'en est plus de même pour une inflammation aiguë articulaire ; cette myopathie lui paraît souvent proportionnée à la douleur concomitante ; il l'appelle, faute de mieux, atrophie réflexe et il pense que l'atrophie des muscles voisins d'une jointure est une preuve de plus que cette jointure est ou a été enflammée. A la même époque paraît la thèse de Valtat sur l'atrophie musculaire articulaire, où à l'aide d'expériences multiples il prouve la théorie de son maître M. Lefort, c'est-à-dire que ces atrophies se produisent par le mécanisme

(1) P. 287.

des phénomènes réflexes; les observations cliniques portent sur des cas chirurgicaux.

Puis vient le mémoire de M. Hayem (1877) sur l'anatomie pathologique des atrophies musculaires ; il y est fait mention des atrophies de cause réflexe qui y ont un chapitre spécial (1). Les diverses théories, quant à la pathogénie, y sont exposées et discutées. La même année, thèse de Darde, inspirée par M. Lefort, où il est démontré qu'il n'y a souvent pas de rapport entre le peu de gravité de la lésion articulaire et la gravité de l'atrophie consécutive. Également en 1877 une autre thèse, celle de Berguiem, à l'instigation de M. Cazin, qui ne s'occupe que de l'atrophie qui accompagne la coxalgie ; dans ses conclusions cet auteur admet des causes multiples, le défaut de nutrition, l'inertie fonctionnelle, et en plus la cause réflexe.

En 1878, la thèse de Urdy se limite à l'atrophie musculaire qui suit le rhumatisme blennorrhagique, il la remarque surtout dans les formes polyarticulaires; il adopte la théorie réflexe. Celle de Bocquet ne s'attache qu'à l'atrophie consécutive à l'arthrite scapulo-humérale; il admet la théorie réflexe, mais il fait jouer un certain rôle à la suspension de l'activité trophique momentanée ou persistante des cornes antérieures de la moelle. Ces deux thèses sont faites dans le service de Vulpian. Nous voyons également une revue critique sur l'atrophie musculaire articulaire de M. Desplats (de Lille), dans la *Gazette hebdomadaire*, avec observations d'amyotrophies à tout un membre.

(1) P. 109.

Les cliniques de Vulpian paraissent en 1879, différentes observations d'atrophies réflexes de causes diverses (1) y sont décrites, la pathogénie par acte réflexe y est exposée minutieusement.

M. Debove, en 1880, publie dans le *Progrès médical* une note sur les lésions musculaires des atrophies d'origine articulaire, il signale l'irrégularité de l'atrophie qui porte sur certains muscles et même sur certains faisceaux musculaires ; dans le cas qu'il examine il ne trouve pas de lésions nerveuses. Dans la *Gazette médicale de Paris* de cette même année, M. Picqué fait une revue de l'atrophie musculaire de causes chirurgicales ; s'occupant des atrophies articulaires, après avoir exposé les théories, il se range à la théorie réflexe ; si ces amyotrophies peuvent être produites dans quelques cas par des causes toutes locales, elles surviennent le plus généralement par l'intermédiaire du système nerveux, l'inertie fonctionnelle n'en constitue qu'un facteur secondaire.

Signalons de nouvelles thèses passées sur ce sujet en 1880 ; celle de Christin, inspirée par le professeur Verneuil, qui parle de l'atrophie du triceps crural dans les arthrites du genou, il n'admet la théorie réflexe de Vulpian que pour les atrophies rapidement survenues ; celle de Batigne à Lille, faite sous la direction de M. le professeur Paquet, qui s'occupe des mêmes atrophies que la thèse précédente et arrive aux mêmes conclusions, insistant sur le traitement faradique; celle de Descosse qui signale l'anesthésie et les troubles trophiques divers

(1) P. 717.

qui peuvent survenir autour de l'articulation malade, cet auteur localise l'atrophie musculaire aux muscles qui reçoivent les mêmes nerfs que l'articulation; celle de Vignes, faite dans le service de M. Debove, s'occupant particulièrement de l'atrophie péri-articulaire du rhumatisme et de la goutte, admettant l'origine réflexe et faisant le rapprochement entre les amyotrophies articulaires médicales et celles des arthrites traumatiques. Dans ses leçons de clinique chirurgicale M. Dubrueil signale une observation où à la suite d'une entorse se produisit de l'atrophie des muscles de la jambe accompagnée de contracture spasmodique, d'anesthésie et d'hypothermie du membre.

En 1881, dans le *Progrès médical*, MM. Guyon et Féré rapportent des faits où, à la suite de contusions de la hanche ayant déterminé des phénomènes d'arthrites plus ou moins légères, se sont montrées des atrophies des muscles fessiers, adducteurs et droit antérieur, ils remarquent qu'il n'est pas nécessaire que l'articulation soit le siège de troubles considérables pour produire ces amyotrophies. Citons pour cette année la thèse de Guichard, à Bordeaux, s'occupant principalement de la pathogénie nerveuse dont il présente les différentes théories et les expériences à l'appui; celle de Combescure, à Montpellier, qui étudie principalement les atrophies musculaires ayant pour origine des lésions périphériques diverses; il signale en plus des troubles trophiques et sensoriels de la peau, il admet une certaine prédisposition qui favorise ce genre d'atrophie.

Le *Progrès médical* (en 1882) publie deux leçons du

professeur Charcot sur l'atrophie musculaire qui succède aux lésions articulaires et sur celle consécutive au rhumatisme articulaire chronique, il présente deux observations d'atrophie du triceps à la suite d'arthrites traumatiques du genou, une autre d'atrophie généralisée à presque tous les muscles extenseurs des articulations (fessiers, triceps, deltoïdes, etc., survenue consécutivement à du rhumatisme chronique. Dans une troisième leçon, M. Charcot montre une femme atteinte d'arthrite sèche de la hanche avec atrophie des muscles fessiers. Cette année, M. Mondan, à Lyon, passe une thèse, inspirée par le professeur Ollier, sur les atrophies de cause réflexe, il ne s'occupe que des cas chirurgicaux, il étudie l'atrophie des os et celle des muscles et adopte les conclusions de Valtat. M. Méricamp dans sa thèse consigne l'atrophie des muscles du bras à la suite d'une arthropathie syphilitique du coude (obs. VI).

Vulpian dans la *Gazette des hôpitaux* (1883) signale l'observation d'un malade de son service qui, à la suite d'une arthrite du genou présente de l'atrophie prononcée des muscles de la cuisse et en même temps des troubles trophiques du côté de la peau de la région, sans que la sensibilité cutanée soit modifiée.

Dans la traduction de l'ouvrage d'Erb, qui date de 1884, sur l'électrothérapie, se trouvent (1) trois observations dont une de la thèse de Valtat d'atrophies du triceps à la suite d'arthrites du genou, puis (2) à propos du rhumatisme chronique il insiste sur l'atrophie musculaire qui

(1) P. 451.
(2) P. 602.

l'accompagne et qui s'améliore par le traitement électrique.

En 1885, à la Société de chirurgie, M. le professeur Trélat parle d'atrophies musculaires qu'il a vues se développer rapidemeut dans l'ostéomyélite ; dans la discussion qui suit, M. Poulet défend la pathogénie par existence d'une sorte de névrite infectieuse localisée, tandis que MM. Nicaise et Reclus pensent y voir une atrophie réflexe analogue à l'amyotrophie d'origine articulaire. MM. Duplay et Clado, dans une publication du *Progrès médical* de cette même année, étudient l'histologie des atrophies musculaires consécutives aux fractures, ils trouvent des lésions inflammatoires du muscle avec une vascularisation plus prononcée et rien dans le système nerveux, ils concluent à un processus irritatif et non à une atrophie simple. Également en 1885 signalons la thèse de Moussous, à Bordeaux, sur les atrophies articulaires avec des expériences et des recherches histologiques faites dans le laboratoire de M. Damaschino ; les lésions nerveuses ne sont pas trouvées constamment égales ; entre la lésion nerveuse et la lésion musculaire qu'il trouve aux autopsies ou dans les expériences existe une telle disproportion qu'il ne peut conclure de cause à effet.

Dans les *Archives de neurologie* pour l'année 1886, M. Babinski publie un mémoire sur les atrophies hystériques, atrophies qui se rapprochent à plus d'un point de vue des atrophies articulaires ; il le fait remarquer (1) en rangeant dans des classes voisines les amyotrophies

(1) P. 192.

d'origine articulaire, celles de causes cérébrales dues à une lésion des hémisphères avec dégénération descendante, mais sans lésions des cornes antérieures, et celles dues à l'hystérie. Signalons cette année également la thèse d'agrégation de M. Parisot sur la pathogénie des atrophies musculaires. Il présente les explications diverses.

En 1887, thèse de Metge, à Bordeaux, sur les atrophies consécutives aux fractures et aux lésions articulaires, il expose les différentes théories et s'occupe principalement du traitement de ces atrophies; un travail de M. Desplats (de Lille) sur les atrophies musculaires (*Semaine médicale*) dans la pleurésie, il les décrit se produisant rapidement, déterminant les déformations du thorax que l'on connaît et leur trouve beaucoup de points de comparaison avec les atrophies musculaires articulaires.

M. Klippel présente à la Société anatomique, en 1887, les examens histologiques du muscle triceps crural atrophié à la suite d'une arthrite, il trouve de l'atrophie simple pour le droit antérieur et pour les vastes interne et externe de l'atrophie dégénérative avec transformation granulo-graisseuse et prolifération des noyaux; l'année suivante il montre les examens microscopiques du système nerveux du même malade, il constate une atrophie pigmentaire et une déformation (tendance à la forme arrondie) avec diminution de nombre des cellules de la corne antérieure au niveau du renflement lombaire ; sur les nerfs il ne trouve aucune fibre en voie de dégénérescence, il signale simplement autour des tubes nerveux un peu plus de tissu conjonctif qu'à l'état normal. La thèse de Barbillion qui est de cette année rapproche les troubles de la sensibilité qu'il a observés dans le rhumatisme des atrophies quant à la pathogénie.

En 1888, M. le professeur Charcot, dans une policlinique du mardi à la Salpêtrière, montre un malade atteint de diverses atrophies musculaires à la suite d'une attaque de rhumatisme articulaire subaigu et un autre qui, après une chute sur le genou, suivie d'arthrite, offre une atrophie musculaire du membre inférieur tout entier, mais plus marquée sur les muscles extenseurs.

Enfin, cette année, M. Klippel écrit sa thèse sur les atrophies musculaires dans les maladies chroniques générales ; il ne concède à l'immobilité, c'est là le point qui a du rapport avec le sujet que nous traitons, qu'une influence tout à fait insignifiante et il donne un certain rôle au système nerveux avec ou sans lésions de la moelle, sans oublier ce qui revient à l'amaigrissement général, aux lésions vasculaires et aux altérations du sang. Parut également en 1889 l'ouvrage de notre cher et excellent maître M. F. Raymond, sur les atrophies musculaires, où les amyotrophies de causes articulaires ont un paragraphe spécial, à côté des atrophies consécutives aux fractures, à la pleurésie, dans le chapitre des atrophies musculaires circonscrites (1).

Cet historique, peut-être un peu long, quoique certainement incomplet, est nécessaire pour comprendre par quelles séries de transformations a dû passer la notion

(1) P. 60.

que nous possédons aujourd'hui des atrophies musculaires d'origine articulaire.

Nous voyons tout à fait au début l'idée de l'atrophie confondue avec celle de l'amaigrissement. Puis, après que la distinction exacte est faite entre ces deux états pathologiques, l'atrophie musculaire qui nous occupe est surtout signalée par les chirurgiens qui la rencontrent dans les arthrites aiguës ou chroniques ou dans les fractures. Ils cherchent à l'expliquer par des théories mécaniques. Mais les travaux de Brown-Séquard, de Duchenne, de Gubler, de Vulpian, de Charcot attirent l'attention sur l'action indubitable du système nerveux dans la production de ces atrophies et préparent les observations de Lefort et de Valtat qui donnent un corps réel à cette affection et la font accepter par tout le monde, au point de vue clinique tout au moins, dans le domaine de la médecine et dans celui de la chirurgie. Des recherches de plus en plus délicates se font sur l'anatomie pathologique, sur la pathogénie. L'atrophie d'origine articulaire prend rang dans le cadre des ouvrages classiques de pathologie interne (1) et de pathologie externe (2). M. Charcot la vulgarise dans

(1) Jaccoud. *Path. int.*, 1883, p. 271, t. III, chapitre Rhumatisme articulaire.

Dieulafoy. *Path. int.*, 1884, p. 533, t. II, chapitre Rhumatisme articulaire.

Laveran et Teissier. *Path. médicale*, 1889, p. 291, t. I, chapitre Rhumatisme articulaire.

(2) Follin et Duplay. *Path. ext.*, 1874, p. 33, t. III, chapitre Hydarthrose.

Jamain et Terrier. *Path. chirurgicale*, 1878, p. 57, t. II, chapitre Arthrite.

Reclus. *Path. ext.*, 1885, p. 686, t. I, chapitre Arthrite.

Poulet et Bousquet. *Path. ext.*, 1885, p. 967, t. I, chapitre spécial.

ses leçons et ne craint pas d'insister à plusieurs reprises sur l'importance qu'elle présente pour le clinicien : « N'oubliez pas, dit-il, cette complication des maladies « articulaires ; vous la retrouverez à chaque pas dans la « clinique usuelle. Je tiens à le répéter, sans compter « l'arthrite traumatique, elle fait presque partie inté- « grante de l'histoire du rhumatisme articulaire subaigu « ou chronique, de l'arthrite blennorrhagique, de l'ar- « thrite sèche, de la goutte » (1).

(1) *Policlinique du mardi*, 1888, p. 337.

CHAPITRE II

Exposé clinique.

Qu'elle succède à une maladie chirurgicale, arthrite aiguë ou chronique, arthrite tuberculeuse ou blennorrhagique, hydarthrose ou arthrite sèche, arthropathie syphilitique, etc., ou qu'elle succède à une maladie médicale, la jointure, attaques multiples de rhumatisme articulaire aigu ou subaigu, rhumatisme articulaire chronique généralisé, rhumatisme articulaire chronique partiel, attaques de goutte, l'atrophie musculaire articulaire revêt des caractères communs qui permettent d'en faire une description clinique unique. Nous l'étudierons ainsi, laissant de côté l'affection articulaire que nous nous contenterons de signaler pour l'étiologie, tout en nous occupant principalement des formes qui succèdent au rhumatisme.

L'atrophie musculaire apparaît à une époque très variable après le début des attaques rhumatismales. Si on compulse les nombreuses observations qui ont été publiées on trouve des différences très notables quant au moment de l'invasion de l'atrophie. Cependant nous estimons que, d'une façon générale, on peut admettre que c'est environ de deux à quatre mois après les accidents rhumatismaux que l'atrophie est assez dessinée pour attirer l'attention du malade et du médecin. Elle paraît survenir beaucoup plus rapidement dans les arthrites aiguës, principalement dans l'hydarthrose où on la constate au bout de la première semaine. Dans les expériences sur les animaux c'est vers le quinzième jour qu'on la voit nettement prononcée. Les observations portent également sur des malades des deux sexes et principalement sur des adultes ou des vieillards. Il est rare de relever une prédisposition quelconque aux affections nerveuses, soit chez les malades eux-mêmes, soit chez leurs ascendants. Ce n'est pas le rhumatisme articulaire aigu franc qui détermine ces atrophies après une grande attaque suraiguë, mais ce sont de préférence les atteintes multiples subaiguës et les formes chroniques primitives généralisées ou partielles.

L'atrophie s'établit insidieusement, progressivement, sans réaction fébrile, sans phénomènes généraux, sans que rien puisse faire prévoir son apparition. Quand on la constate d'ordinaire elle a déjà pris de notables proportions. Elle peut siéger sur tous les muscles d'un membre ou d'un segment de membre, mais elle attaque d'abord et principalement, et même, dans la majorité des cas, exclusivement les muscles extenseurs des articulations malades. Ce fait remarquable est constaté dans toutes les observations. Ce n'est que dans la suite, si l'atrophie revêt une forme grave avec tendance à la généralisation, que les autres muscles périarticulaires se prennent à leur tour. C'est ainsi que, si c'est du genou qu'il s'agit, ce sera le triceps crural qui s'atrophiera, si c'est du coude ce sera le triceps brachial, si c'est de l'épaule on verra s'aplatir le deltoïde, pour la hanche ce sont les muscles fessiers et de même pour toutes les articulations malades (1). A ce moment la maladie évoluera ou vers la guérison spontanée, c'est ce qu'il est possible de constater quelquefois dans les atrophies qui reconnaissent pour cause l'arthrite aiguë chirurgicale, ou vers l'état chronique. Cette seconde terminaison est de beaucoup la plus fréquente pour les amyotrophies du rhumatisme articulaire chronique. Dans des cas plus fâcheux encore, l'atrophie se généralisera à tout un membre ou même à plusieurs membres et semblera affecter pendant un certain temps une sorte de forme progressive, envahissant les muscles les uns après les autres jusqu'au moment où elle se limitera définitivement. Mais il faut savoir qu'il n'y a aucun rapport entre le degré de gravité des phénomènes amyotrophiques et celui de la lésion articulaire initiale qui les

(1) MM. Babinski et Onanoff (*Gazette médicale* de Paris, 1888, n° 8), à la suite de recherches histologiques sur le développement des muscles sur le fœtus, ont trouvé qu'il existe une corrélation intime entre le degré de rapidité avec lequel se développent les différents muscles et leur degré de prédisposition à la myopathie atrophiante. Ces recherches ont été faites pour d'autres atrophies musculaires que celles que nous étudions (paralysie pseudo-hypertrophique, atrophie musculaire infantile de Duchenne, forme juvénile d'Erb). Mais ils citent justement comme se développant rapidement un certain nombre de muscles extenseurs, deltoïde, triceps crural et brachial. Il font même l'hypothèse suivante : « On peut supposer, en « se fondant sur cette observation que la prédisposition à la myopa- « thie, tient à ce que chez certains sujets le développement du sys- « tème musculaire en général est plus rapide que chez les autres ». Si ces résultats étaient vus constamment les mêmes, ne pourrait-on pas y trouver une explication séduisante et de la cause qui fait atrophier certains muscles plutôt que d'autres autour des articulations, et de la cause qui fait que certains individus ont des atrophies d'origine articulaire tandis que d'autres dans les mêmes conditions n'en présentent pas ?

a causés ; de telle manière qu'une atrophie très étendue pourra succéder à un rhumatisme chronique relativement léger.

Quand on examine un malade présentant ces sortes d'atrophies, on est d'ordinaire frappé de suite de la différence de volume qui existe entre les parties homologues non touchées par le mal. Cette différence est généralement appréciable par la vue ou par le palper ; dans les cas où l'atrophie est moindre la mensuration de la circonférence du membre peut être nécessaire. Souvent aussi le gonflement de l'articulation malade ou ses déformations la rendront encore plus apparente. L'atrophie peut être telle que les muscles se trouvent réduits à de simples cordons. Le malade présente souvent des attitudes vicieuses; quoi qu'il fasse, il tient d'ordinaire le membre atteint d'atrophie dans une demi-flexion. Si on lui commande de faire quelques mouvements, il les exécutera plus ou moins péniblement suivant le degré d'atrophie et on s'aperçoit qu'il a perdu la plus grande partie de sa force, l'impuissance motrice se trouve proportionuelle au degré de l'atrophie.

Dans la grande majorité des observations on ne cite pas de troubles de la sensibilité, ni de troubles trophiques marqués de la peau.

Vient-on à percuter le corps du muscle atrophié on obtient une contraction musculaire, mais plus faible à cause de la diminution du volume de l'organe, témoignage de la conservation de la contractilité idio-musculaire. La percussion faite sur les tendons des muscles atrophiés, dans les régions où elle est possible, provoque une secousse musculaire, les réflexes tendineux ne sont donc point abolis, la plupart du temps ils sont très augmentés d'intensité et on les trouve sur des tendons où on ne les produit pas à l'état de santé.

L'examen électrique des muscles atrophiés a pris, dans ces dernières années, une importance capitale. En effet suivant qu'ils répondent ou non au courant faradique ou au courant galvanique, en un mot suivant que l'on *constate* ou non la réaction de dégénérescence (1), on est en droit de conclure à une atrophie de telle ou telle nature.

Si, se servant des courants faradiques, on applique un électrode, soit sur le sternum, soit sur la région lombaire suivant qu'on a affaire au membre supérieur ou au membre inférieur, et l'autre sur le trajet du nerf qui se distribue aux muscles atrophiés, c'est-à-dire si on cherche à exciter le nerf, on obtient dans les muscles une contraction. Si, avec les mêmes courants on électrise localement un de ces muscles, on obtient également une contraction. Ces résultats, sauf dans des cas exceptionnels, et nous décrivons ici le type le plus ordinaire, ces résul-

(1) On nomme réaction de dégénérescence un ensemble de phénomènes ainsi caractérisé : abolition de l'excitabilité faradique et galvanique du nerf, abolition de l'excitabilité faradique du muscle, changement qualitatif de l'excitabilité galvanique du muscle. On trouve cette réaction de dégénérescence dans les atrophies causées par les lésions traumatiques des nerfs, par les névrites ; on la trouve dans l'atrophie musculaire, type Aran-Duchenne, dans les atrophies des poliomyélites antérieures (paralysie infantile, sclérose latérale amyotrophique, etc.) ; mais elle fait absolument défaut dans les atrophies causées par une myopathie primitive, telles la forme juvénile d'atrophie d'Erb, la forme Landouzy-Déjerine, etc.

tats, disons-nous, sont constants. Les muscles se contractent au courant faradique ; la réaction de dégénérescence manque dans les atrophies musculaires d'origine articulaire.

Jusqu'ici nous avons envisagé les formes les plus simples de cette sorte d'atrophie ; mais on a publié de nombreuses observations avec différents troubles concomitants, avec diverses complications ; nous allons les signaler en insistant de préférence sur ce qui a le plus de rapport avec les observations que nous fournissons.

Du côté de la sensibilité, dans la plupart des cas, on ne note rien de spécial ; cependant il paraît que chez plusieurs malades atrophiés on a pu consigner (la thèse de Descosse roule à peu près entièrement sur ce sujet) de l'hyperesthésie et de l'anesthésie généralisées ou en plaques, de l'hyperalgésie et des cas de névralgies avec points douloureux. Ces différents phénomènes peuvent, d'après lui, avoir une marche progressive, ils siègent dans le domaine des nerfs qui se rendent aux muscles atrophiés et à l'articulation.

Si on cherche ce qui a été signalé comme troubles trophiques existant avec les atrophies articulaires, on trouve, du côté des os, l'atrophie du squelette du membre atteint, mais seulement dans les observations de coxalgie ou d'arthrites chroniques chez des sujets jeunes en voie de développement. On cite également dans plusieurs mémoires l'hyperplasie du tissu cellulo-adipeux sous-cutané, l'épaississement de la peau. Dans quelques cas on aurait vu l'hypertrophie ou l'atrophie du système pileux et du système sudoripare du membre affecté. L'hypothermie de la région malade est notée. Il est facile d'admettre tous ces faits comme possibles, car il paraît évident que le membre présentant de l'atrophie articulaire doit subir une moindre nutrition.

Mais les troubles du système musculaire qui accompagnent fréquemment l'atrophie nous paraissent beaucoup plus importants et dignes de remarque. Il faut d'abord parler des contractions permanentes pouvant siéger sur les muscles voisins et qui ne font qu'augmenter l'impotence fonctionnelle du malade ; ces contractures jointes aux atrophies déterminent les déviations classiques du rhumatisme et de la goutte. Il est un autre élément important, c'est l'élément paralytique que l'on voit survenir à divers degrés dans les muscles atrophiés. Il faut naturellement faire la juste distinction entre ce qui appartient à la paralysie et ce qui revient à la diminution de puissance des muscles simplement atrophiés. La paralysie peut se montrer complète, absolue et généralement alors elle existe d'une façon transitoire, ou au contraire réduite à de plus minces proportions et n'être alors que ce que l'on nomme parésie. Fait remarquable, souvent à cette parésie se joint le spasme musculaire, reconnaissable à la trémulation des tendons et à l'exagération des réflexes tendineux. Quelquefois, on obtiendra, en redressant fortement la pointe du pied, le phénomène dit trépidation épileptoïde.

Dans ces cas qui sont communs, on a affaire à une sorte de paralysie spasmodique avec amyotrophies. Ce sont là (1) les faits que Duchenne de Boulogne avait rap-

(1) CHARCOT. T. III, p. 63.

portés sous le nom de contractures réflexes d'origine articulaire; le cas de Dubrueil, dont nous parlons à l'historique, était de cette nature. Les observations que nous donnons présentent toutes les trois à des degrés divers ce symptôme.

M. Charcot, dans les leçons du mardi fait remarquer que si, au premier aspect, cette combinaison de la parésie, du spasme et de l'atrophie peut paraître singulière, c'est à tort, car on la rencontre, par exemple, aussi nette que possible dans la sclérose latérale amyotrophique. En plus on a quelquefois remarqué, rarement il est vrai, que les muscles atrophiés ne répondaient pas au courant faradique (allusion au cas si net de Klippel) (1), nous avons vu que l'absence de la réaction de dégénérescence était la règle. Pour expliquer ce fait, M. Charcot admet que vraisemblablement il peut exister une forme plus grave d'atrophie musculaire articulaire qui alors s'accompagne de lésions organiques, tandis que les cas communs sont simplement de cause dynamique.

Le diagnostic d'une atrophie d'origine articulaire en général s'impose; la diminution de volume des parties, l'impotence fonctionnelle, les attitudes vicieuses, les commémoratifs du malade qui racontera qu'il a eu une arthrite ou qu'il vient de souffrir d'une attaque rhumatismale attireront l'attention du médecin sur cette complication si fréquente des affections articulaires. Si on doute, l'exploration électrique des muscles la fera de suite distin-

(1) Dans l'observation à la Soc. anatom. certains muscles présentaient la réaction de dégénérescence et ceux-là offraient des lésions vitales comparables à celles qui suivent la section nerveuse.

guer des atrophies et des névrites qui offrent la réaction de dégénérescence, tandis que la localisation particulière de la myopathie articulaire, sa marche non franchement progressive permettront presque toujours de la faire diagnostiquer d'avec les formes familiales de l'atrophie musculaire progressive. L'atrophie musculaire hystérique pourrait dans certains cas donner le change, mais les autres stigmates de l'hystérie que l'on retrouvera chez le malade mettront sur la voie du diagnostic.

La grande majorité des auteurs est d'accord pour s'entendre sur le traitement à opposer à ces amyotrophies articulaires, c'est-à-dire sur le traitement électrique ; les autres moyens préconisés (les révulsions cutanées, l'iodure de potassium, l'ergot de seigle, la strychnine, etc.) ne paraissent donner que des résultats très problématiques. Dans les observations que nous présentons la faradisation qui a été employée régulièrement a produit de l'amélioration et chez un malade (obs. I) une très grande modification de l'atrophie.

On peut se servir de l'électricité sous trois formes : à l'état d'étincelle électrique (électricité statique), ce moyen paraît être le plus énergique pour la nutrition des muscles ; en courants directs, soit de la façon indiquée par M. Lefort (courants faibles, permanents), soit de la manière ordinaire en posant le pôle positif dans une région éloignée indifférente et en promenant le pôle négatif sur les muscles ou les nerfs ; soit encore en courants d'induction, les plus faciles à appliquer, ou placés sur le nerf (faradisation indirecte), ou placés sur les muscles (faradisation directe). Ces courants déterminent des effets excitants, et par les contractions qu'ils provoquent font une sorte de massage électrique des muscles et favorisent la guérison de l'atrophie. Comme adjuvant on peut conseiller la gymnastique médicale et le massage raisonné.

Mais il ne faudrait pas s'illusionner sur la valeur thérapeutique de ces moyens, car le pronostic des affections myopathiques articulaires est grave ; alors même que la cause provocatrice a été minime, ces atrophies sont tenaces et durables. M. Charcot, dans une leçon du mardi, ne craint pas de dire : « La morale de tout ceci c'est que « nous ne devons pas, en présence d'une amyotrophie ar- « ticulaire, quand même elle aurait été déterminée par « une lésion banale, porter un pronostic trop favorable. « La maladie sera longue à peu près nécessairement, « quoi qu'on fasse, et il n'est pas certain qu'on doive « toujours la voir disparaître complètement sans laisser « de traces ». Aussi doit-on toujours réserver le pronostic quand bien même on s'apercevrait d'une tendance à l'amélioration.

CHAPITRE III

Observations.

Les trois observations personnelles que nous présentons s'écartent un peu du type ordinaire de l'atrophie musculaire d'origine articulaire ; toutes les trois sont des formes graves, étendues, rebelles de cette atrophie. En effet dans l'une, la plus simple, l'atrophie après avoir envahi les muscles extenseurs du bras s'est propagée à tout le système musculaire du membre supérieur ; dans l'autre ce sont les membres supérieurs qui se trouvent pris successivement et le triceps crural d'une jambe ; dans la troisième au contraire nous voyons s'atrophier les deux membres inférieurs, mais dans celle-ci l'atrophie se trouve compliquée d'un degré très prononcé de parésie et de contracture spasmodique des muscles. Ces trois malades sont trois rhumatisants, le premier et le dernier ont éprouvé des attaques du rhumatisme articulaire aigu avant d'en avoir les formes chroniques qu'ils présentent aujourd'hui, le second n'a jamais eu que du rhumatisme articulaire subaigu. Un seul parmi eux a retiré un grand bénéfice du traitement électrique, les deux autres ont été simplement améliorés.

Observation I

Attaque de rhumatisme articulaire aigu. — Arthrites chroniques rhumatismales. — Amyotrophie du membre supérieur gauche. — Grande amélioration par le traitement faradique.

Le nommé Depr..., Jean, âgé de 66 ans, cultivateur à Ste-Sigolène (Haute-Loire), ne présente aucun antécédent personnel ou héréditaire. Son père et sa mère sont morts dans un âge très avancé, n'ayant jamais éprouvé de maladie nerveuse. Il est fils unique. Il n'a jamais eu lui-même de maladies antérieures dignes d'être signalées. Il n'est pas alcoolique et n'a pas eu la syphilis, c'est un homme très vigoureux. Son fils, actuellement âgé de 34 ans, est atteint de bronchite chronique et d'emphysème pulmonaire.

En 1864, à la suite d'un traumatisme violent, fracture compliquée de la cuisse gauche, pour laquelle il garde le lit pendant un an et qui détermine une boiterie très accentuée.

En 1869, pour la première fois, ce malade éprouve une attaque de rhumatisme articulaire aigu, les douleurs furent intenses dans les épaules, les coudes, et les poignets ; depuis ce moment à propos des plus légers refroidissements il ressent des douleurs dans les articulations scapulo-humérales. Cinq ans plus tard, en 1874, il s'aperçoit qu'il existe des craquements dans ses articulations de l'épaule, du coude et du poignet.

En 1883, nouveau traumatisme déterminant une fracture du tibia gauche avec arthrite et ankylose du genoux gauche et raccourcissement de la jambe d'environ huit centimètres.

Au mois de février 1889 nouvelle attaque de douleurs subaiguës qui se localisent à l'épaule et au coude gauche. Quand ces douleurs commencent à diminuer d'intensité au bout d'un mois environ, et qu'il veut faire quelques mouvements, il s'aperçoit que les mouvements sont difficiles et il constate que son épaule gauche s'aplatit. Puis petit à petit il assiste à l'amaigrissement de son bras et de son avant-bras que le gonflement de son coude, dû à l'arthrite, lui rend encore plus visible. Au fur et à mesure l'impotence fonctionnelle fait des progrès, si bien que dans le courant de l'été il finit par être absolument incapable de se servir de son bras. Il essaye différents remèdes populaires qu'on lui indique, sans aucun résultat. D'après son dire il aurait constaté pendant un certain temps de l'œdème qui se serait étendu au bras, à l'avant-bras et à la main. Au mois de septembre un furoncle volumineux se déclare sur la face antérieure du bras malade.

Nous examinons le malade au mois d'octobre 1889, l'épaule le bras et l'avant-bras gauches sont fortement atrophiés, contrastant fortement avec le membre supérieur droit qui est plein de vigueur. Le malade remue son bras très difficilement et n'exécute que des mouvements très limités, l'avant-bras est légèrement fléchi sur le bras, les doigts sont placés dans un état de demi-extension, l'index et le médius seuls peuvent encore faire des mouvements étendus. Il est impossible au malade de porter sa main sur sa tête, il la porte très difficilement en arrière. En provoquant des mouvements on perçoit des craquements abondants dans l'articulation scapulo-humérale et dans celle du poignet.

L'articulation du coude est augmentée de volume, elle est douloureuse et les mouvements d'extension de l'avant-bras sur le bras sont péniblement ressentis. La peau ne présente pas de troubles trophiques notables, elle paraît cependant un peu amincie. Aucun trouble de la sensibilité.

L'atrophie siège sur tous les muscles du membre supérieur; les interosseux, les muscles des éminences thénar et hypothénar, tous les muscles de l'avant-bras et du bras sont pris ; le deltoïde, le trapèze, les pectoraux sont également atrophiés. Il existe un degré prononcé de contracture sur le long supinateur et sur le biceps. Voici les mensurations obtenues à ce moment :

	CÔTÉ SAIN	CÔTÉ ATROPHIÉ
Circonférence du milieu du bras	26 c.	18 c., 5
Circonférence du milieu de l'avant-bras	24 c., 5	18 c., 5
Circonférence de l'avant-bras à dix centimètres au dessus de l'interligne articulaire du poignet	17 c.	16 c., 5

La percussion sur le corps des muscles atrophiés détermine une contraction plus ou moins énergique, la contractilité idio-musculaire est conservée. Les réflexes tendineux cherchés sur les tendons des fléchisseurs et sur celui du triceps brachial apparaissent exagérés, il suffit d'une percussion très légère pour obtenir une secousse musculaire. Le courant induit appliqué sur les différents muscles et sur les nerfs du bras occasionne de suite et sans avoir besoin d'une grande intensité une contraction, mais moins forte que sur les muscles du côté sain ; tous les muscles répondent à l'excitation faradique ; il n'y a pas de réaction de dégénérescence.

La santé générale de ce malade est excellente, il n'a aucune affection splanchnique, rien au cœur ; simplement une plaque d'eczéma chronique sur la face dorsale du pied gauche.

On soumet ce malade à l'électrisation faradique. Au bout de vingt séances faites tous les deux jours, on voit petit à petit la contractilité faradique augmenter de puissance. Les mouvements du bras deviennent plus faciles ; le malade peut arriver à remuer le quatrième et cinquième doigt, ce qu'il ne faisait pas avant le traitement, il place maintenant sa main sur sa tête sans trop de difficulté. Le membre a repris un peu de volume et l'atrophie paraît être en voie de réparation.

Cette observation nous paraît un exemple choisi de la généralisation à tout un membre de l'amyotrophie d'origine rhumatismale. On peut remarquer que l'atrophie a débuté par le deltoïde et de là s'est étendue à tous les muscles du bras, de l'avant-bras et de la main en moins de cinq mois. Le traitement électrique qui n'a pas encore pu être suivi longtemps a produit d'excellents résultats et tout donne à penser que la guérison ou tout au moins une grande amélioration ne tardera pas à survenir.

Observation II

Rhumatisme articulaire chronique subaigu. — Amyotrophies des deux membres supérieurs et de la cuisse gauche. — État chronique de l'affection musculaire.

Le nommé March..., Edouard, âgé de 50 ans, ciseleur, entre le 19 décembre à l'hôpital Saint-Antoine, salle Magendie, n° 32, service de M. Raymond. Dans les antécédents de cet homme, il y a peu de chose à relever, son père est mort accidentellement, sa mère est actuellement en bonne santé : il a trois sœurs bien portantes dont une offre de légers accidents d'hystérie ; lui-même ne présente rien de spécial, il n'a pas eu la syphilis, n'est pas alcoolique et n'a jamais fait de maladie grave. Il gagnait bien sa vie et se trouvait dans de bonnes conditions d'existence.

En 1886, vers la fin de l'hiver il éprouve des douleurs rhumatismales dans les genoux et dans les pieds qui le forcent à garder la chambre, mais qui ne le forcent pas à garder le lit. Un peu après, il souffre d'un lumbago assez violent dont il ressent les douleurs encore aujourd'hui de temps à autre.

En 1887, nouvelle attaque rhumatismale subaiguë, mais qui cette fois se localise dans les articulations scapulo-humérales et dans le genou gauche. Il se repose de son travail, fait des frictions avec diverses pommades sur les jointures douloureuses. Au bout de quelques semaines les douleurs se calment, mais il s'aperçoit que les mouvements des bras deviennent pénibles, en même temps il remarque que ses deltoïdes diminuent de volume, puis que l'atrophie gagne les autres muscles du bras, de telle manière qu'au bout de sept mois il lui est impossible de continuer de travailler. L'atrophie paraît avoir mis huit mois pour s'installer à gauche et environ le double pour envahir le côté droit. En mars 1888, il entre à l'hôpital Tenon, dans le service de M. Barth, pour des douleurs rhumatismales subaiguës, il prend du salicylate de soude et on l'électrise pour son atrophie. Il y reste quatre mois.

Depuis cette époque l'atrophie ne semble pas avoir fait de nouveaux progrès.

A l'examen de ce malade (1889), on est de suite frappé par l'amaigrissement total des deux membres supérieurs. Les deltoïdes, les muscles périscapulaires, tous les muscles du bras et de l'avant-bras ont fortement diminué de volume. Aux mains les muscles des éminences thénar et hypothénar, ainsi que les interosseux sont pris quoiqu'à un degré moindre. Tous ces phénomènes paraissent plus accentués à gauche. Il existe un certain degré de contracture du grand rond à droite et à gauche, ce que l'on perçoit nettement en fixant l'omoplate d'une main et écartant le bras du corps de l'autre. Les sous et sus-scapulaires, le grand dorsal, les pectoraux, le trapèze sont atrophiés, tandis que l'angulaire de l'omoplate et les rotateurs de la tête sont bien conservés.

MENSURATION (1)

	BRAS DROIT	BRAS GAUCHE
Circonférence à la partie moyenne du bras...........	22 c.	21 c., 5
Circonférence à la partie moyenne de l'avant-bras.....	21 c., 5	21 c., 5
Circonférence de l'avant-bras à 10 centim. au-dessus de l'interligne articulaire du poignet...............	17 c.	17 c.

Les muscles ont gardé leur contractilité idiomusculaire.

(1) Voici les résultats moyens de mensurations faites chez des individus de l'âge et de la corpulence de ce malade, non atteints d'atrophie, donnant approximativement le volume du bras.

	COTÉ DROIT	COTÉ GAUCHE
Partie moyenne du bras....................	25 c.	24 c., 5
Partie moyenne de l'avant-bras............	24 c., 5	24 c.
A 10 cent. au-dessus du poignet...........	19 c.	18 c., 5

Des deux côtés les réflexes tendineux sont exagérés, on les produit très facilement en frappant sur les tendons du grand palmaire, des fléchisseurs, du long supinateur, du triceps, des radiaux, et même si on place le membre supérieur dans une demi-extension de manière à faire tendre la plupart des muscles, et si on percute sur les doigts on provoque la contraction de presque toutes les masses musculaires. Les réflexes du genou sont aussi exagérés. Pas de trépidation épileptoïde, pas de réflexe mentonnier. Ce malade n'offre aucun trouble de la sensibilité.

Les muscles répondent avec la plus grande facilité aux excitations faradiques, de même l'électrisation des nerfs provoque leurs contractions. Il n'y a pas de réaction de dégénérescence.

Aux membres inférieurs on remarque une diminution de deux centimètres de la circonférence de la cuisse gauche tenant à une atrophie prononcée du triceps de ce côté. Également, pas de réaction de dégénérescence.

L'impotence fonctionnelle de ce malade n'est pas absolue, mais elle est suffisante pour lui interdire tout travail suivi. Il place ses mains sur sa tête, mais fort difficilement, la marche n'est que très peu gênée. Il arrive à serrer un objet dans ses mains, mais très faiblement.

L'examen de ses jointures fait reconnaître des craquements dans ses articulations scapulo-humérales, dans celle du coude, dans celle également du genou gauche. Il ne présente rien de pathologique au cœur et dans la poitrine, la santé générale de cet individu est excellente. Le traitement électrique, et par les courants continus, et par les courants d'induction, est appliqué pendant cette année-ci à peu près continuellement, il ne paraît en avoir retiré que des profits très minces. Cependant, il dit se servir un peu mieux de ses bras qu'il y a un an.

On peut faire suivre cette observation des remarques suivantes : les arthrites rhumatismales ont été très bénignes, très subaiguës, et néanmoins elles ont suffi à déterminer chez lui des amyotrophies très étendues qui en font un véritable infirme. L'affection, après une marche progressive, paraît avoir acquis rapidement une forme chronique et on semble en droit de penser qu'elle restera maintenant stationnaire, étant donné le peu de résultats que l'on a retiré du traitement électrique consciencieusement appliqué pendant une année tout entière.

Observation III

Attaques rhumatismales aiguës et subaiguës multiples. — Amyotrophies des membres inférieurs avec état paréso-spasmodique. — État chronique de l'affection.

Laun..., Jean, 34 ans, chauffeur, entre le 22 novembre à l'hôpital Saint-Antoine, salle Magendie, n° 27. Sa mère est morte d'un cancer du sein, son père est bien portant, eczémateux ; il a huit frères et quatre sœurs qui sont tous en bonne santé, un de ses frères est d'un tempérament exalté et très nerveux ; il n'y a en réalité rien de très net à relever dans ses antécédents de famille. Il n'a jamais eu de maladies graves, sauf la rougeole dans l'enfance : pas de syphilis, léger degré d'alcoolisme. Il a contracté la blennorhagie en 1879 et en 1884. Son métier de chauffeur aux forges d'Ivry, l'expose à de brusques changements de température ; l'hygiène de cet homme n'était pas trop mauvaise.

Le 5 mars 1885 première attaque de rhumatisme articulaire ; il paraît avoir eu une forme subaiguë qui a occupé surtout les pieds et les genoux, il est soigné chez lui avec du salicylate. Dix jours après il était guéri et reprenait son travail.

Mais le 19 juin 1885, il est forcé d'entrer à l'hôpital Andral, chez M. Debove, pour une nouvelle attaque, cette fois aiguë, qui, comme la première, s'attache principalement aux articulations des membres inférieurs. Il prend de nouveau du salicylate et se trouve guéri le 27 octobre.

Mais depuis le 1er octobre il avait remarqué que la cuisse et la jambe droites s'atrophiaient; mesurées à ce moment on avait trouvé déjà une différence de deux centimètres pour la partie moyenne de la cuisse.

Un peu après il entre à l'hôpital Saint-Louis, chez M. Fournier, pour cette atrophie qui le gênait dans la marche. Il y reste trois mois, pendant lesquels on lui donne des douches de vapeur et on l'électrise. Il en sort en meilleur état et recommence à travailler.

Mais en 1886, il éprouve des douleurs dans tout le membre inférieur droit, il reste pour cela sept semaines chez M. Ferrand à l'hôpital Laënnec, on lui fait des pointes de feu. Puis en septembre 1886, encore une attaque de rhumatisme aigu, qui occupe de préférence comme les autres attaques les articulations du pied, de la jambe et de la cuisse. A ce moment l'atrophie s'empare du membre inférieur gauche. Il était à ce moment dans le service de M. Landrieux, à Saint-Antoine. En 1887, nouvelles douleurs dans tout le membre inférieur gauche qui ne le quittent qu'au commencement de 1888. Malgré l'état d'atrophie qu'il avait déjà à ce moment, il cherche encore à travailler, et arrive à faire son métier de chauffeur pendant deux mois, mais la marche devient presque impossible, il est forcé de garder la chambre. Il a encore une fois une nouvelle attaque rhumatismale, mais subaiguë. Il entre chez M. Raymond, le 22 novembre 1888 ; en plus de l'état que nous allons décrire, il avait une paralysie du bras gauche, due à la compression des béquilles dont il se servait, qui disparut en peu de jours.

Examen du malade. — L'atrophie musculaire chez cet individu siège sur tous les muscles de la fesse, de la cuisse, de la jambe et du pied, cette atrophie est moins marquée que dans les deux observations précédentes, cependant elle est encore suffisante pour être visible du premier coup d'œil. L'atrophie paraît avoir laissé indemnes les muscles rotateurs du fémur, elle a son maximum d'intensité sur les muscles fessiers à droite et à gauche. A la cuisse, toutes les masses musculaires sont diminuées de volume, il en est de même à la jambe : D'une manière générale, c'est le membre inférieur gauche qui paraît le plus amoindri. Voici les résultats que donnent les mensurations (1).

	COTÉ DROIT	COTÉ GAUCHE
Circonférence de la partie moyenne de la cuisse........	43 c.	41 c.
Circonférence de la cuisse à 10 centimètres au-dessus de la rotule..	36 c.	35 c.
Circonférence de la partie moyenne de la jambe........	30 c.	29 c.

Chacun de ces muscles a gardé sa contractilité idio-musculaire, les réflexes tendineux sont notablement exagérés aux deux membres inférieurs, la moindre percussion du tendon rotulien détermine des soubresauts de la jambe, le réflexe du tendon d'Achille est très marqué. Il suffit de dire au malade d'étendre ses jambes un peu brusquement pour lui déterminer de la trépidation spinale intense au point que le lit sur lequel il repose est secoué violemment. Les courants faradiques font contracter chacun des muscles atrophiés ou directement ou au moyen des nerfs avec la plus grande facilité. Il n'y a pas de réaction de dégénérescence.

La sensibilité est altérée, il présente des zones d'hyperesthésie sur la face externe des jambes et des cuisses ; il éprouve de temps à autre des douleurs lancinantes sur le trajet du sciatique et du crural; il a remarqué que depuis que ces amyotrophies se sont produites, le système pileux de ses membres inférieurs s'est fortement développé. Il n'a jamais eu de trouble du côté des sphincters.

(1) Voici les moyennes que donnent les mêmes mensurations chez des sujets sains de même taille et de même corpulence. Il est évident que ces chiffres n'ont qu'une valeur très relative.

	COTÉ DROIT	COTÉ GAUCHE
Circonférence de la partie moyenne de la cuisse.......	48 c.	47 c., 5
Circonférence à 10 centimètres au-dessus de la rotule...	41 c.	40 c.
Circonférence de la partie moyenne de la jambe.........	33 c.	32 c., 5

Les articulations des genoux sont volumineuses et produisent des craquements dans les mouvements ; on les perçoit aussi dans les articulations de la hanche et l'articulation tibio-tarsienne. Les orteils sont déformés.

L'impotence fonctionnelle de ce malade est considérable c'est à peine s'il peut march r, car à ces phénomènes amyotrophiques et spasmodiques se sont joints des phénomènes de parésie musculaire notable. Il y a seulement un an que ces troubles parétiques se sont surajoutés.

Les membres supérieurs sont sains, l'état général est très bon. On a appliqué à ce malade pendant un an les courants continus et les courants interrompus, l'amélioration que l'on a obtenue se borne à peu de chose.

Cette observation est intéressante, car elle montre chez le même individu réunis l'amyotrophie, l'état spasmodique des muscles, leur parésie, des troubles trophiques, de l'hyperesthésie cutanée, le tout ayant succédé à de nombreuses attaques de rhumatisme aiguës ou subaiguës. La maladie a évolué lentement, elle a mis près de quatre ans à atteindre le degré qu'elle possède aujourd'hui et qu'elle semble devoir garder.

CHAPITRE IV

Anatomie pathologique. — Pathogénie.

Il y a à examiner à l'autopsie des individus morts avec des atrophies musculaires d'origine articulaire, l'état des muscles, celui des nerfs et celui de la moelle. Les lésions primitives de l'articulation ne nous intéressent pas dans le sujet que nous traitons et nous les laisserons de côté. Dans nos observations nous n'avons pas eu l'occasion de faire des vérifications anatomiques ; nous ne pouvons donc faire que rapporter les résultats des auteurs qui nous ont précédé et qui ont fait des nécropsies suivies d'examens histologiques (1).

Du côté des muscles, en dehors des cas exceptionnels où l'on trouve des lésions dégénératives qui accompagnent alors des lésions semblables du système nerveux et forment un genre tout à fait spécial dans la classe des atrophies articulaires, on ne cite que la lésion de l'atrophie simple. Cette atrophie porte sur certains muscles et même sur certaines parties du muscle et se traduit à l'œil nu par la diminution de volume de la masse musculaire, son aspect décoloré, sa flaccidité et au microscope

(1) Voir les thèses Valtat, Moussous; l'ouvrage sur les atrophies musculaires de M. Hayem, l'anatomie pathologique du système nerveux de M. F. Raymond (1886).

par la petitesse des fibres, par leur nombre qui paraît diminué. On a noté l'abondance du tissu conjonctif interfasciculaire; les striations longitudinales et transversales sont moins apparentes. On a cité la prolifération des noyaux du sarcolemme.

Du côté du système nerveux les observations indiquent des résultats contradictoires, les uns ont vu des lésions de la moelle et des nerfs, les autres, et c'est le plus grand nombre, ont remarqué l'intégrité absolue de ces organes. Les lésions du système nerveux semblent appartenir aux cas compliqués où l'atrophie musculaire, telle que nous l'avons décrite, n'est que le phénomène initial et où l'affection arrive à un degré qui change complètement la physionomie de l'affection. Les altérations des nerfs, inconstantes du reste, observées par Moussous dans ses expérimentations, ne sont nullement en rapport avec l'intensité des lésions musculaires qu'il a provoquées et lui paraissent des accidents trophiques survenus dans le nerf à la même époque et pour la même cause que les accidents trophiques survenus dans le muscle ; la moelle dans ces cas lui est toujours apparue intacte. A l'heure présente nous pensons qu'on peut conclure à l'intégrité du système nerveux au point de vue d'une lésion organique.

Quant à la pathogénie, à la physiologie pathologique de ces états d'atrophie, un grand nombre de théories ont été tour à tour produites et défendues; la plupart ont fait leur temps et sont abandonnées par tout le monde. Nous signalerons ces dernières sans insister, mais nous nous étendrons beaucoup plus longtemps sur la théorie réflexe, actuellement la plus satisfaisante, et nous fournirons à l'appui de cette théorie une série d'expériences qui nous paraissent concluantes.

La théorie la plus simple, celle qui paraît la plus compréhensible au premier aspect est celle de l'inactivité fonctionnelle du muscle entraînant, par le fait même du repos, l'atrophie. Une articulation est malade, par le fait même de la sensibilité que provoquent les mouvements, le patient cherche à éviter les contractions musculaires qui vont réveiller les douleurs articulaires, il condamne ses muscles au repos forcé et ceux-ci s'atrophient. Cette théorie ne tient pas, si on réfléchit aux cas nombreux où un membre se trouve dans l'immobilité la plus absolue, chez un hémiplégique par exemple, et où l'atrophie ne se produit pas. Et comment expliquer les observations où l'inaction n'a duré que quelques jours et où l'atrophie est survenue. L'inactivité fonctionnelle produit l'amaigrissement total d'un membre, elle peut favoriser l'atrophie, mais elle ne suffit pas seule à la produire.

Une autre hypothèse est celle qui veut y voir une action due à une diminution de l'apport sanguin par la compression des vaisseaux. On admet ainsi qu'une arthrite par le gonflement qu'elle détermine gêne, rétrécit les artères et les veines qui lui sont voisines et que par contre-coup les muscles recevant moins de liquide nourricier dépérissent et s'atrophient. Mais comment par ce moyen trouver la raison des atrophies étendues ou à distance, comment les expliquer quand il n'y a que peu de gonflement comme dans les arthrites rhumatismales subaiguës.

On a également supposé que c'était la jointure hypertrophiée qui, au lieu de comprimer les vaisseaux, comme dans la théorie précédente, comprime directement le muscle et, par l'action mécanique prolongée et permanente qu'elle produit alors, agit en étouffant les fibres musculaires. D'abord cette explication n'est pas applicable à toutes les articulations et elle ne donne pas plus les raisons des atrophies lointaines et des amyotrophies progressives.

On a dit aussi, le muscle s'atrophie parce que simplement sa nutrition est insuffisante et cette nutrition ne lui arrive pas dans les proportions qu'il lui faut, parce que l'articulation blessée ou enflammée absorbe pour elle la plus grande partie des matériaux qui lui seraient nécessaires et agit ainsi en faisant une sorte de dérivation à l'apport sanguin. Mais est-ce vrai pour les arthrites de peu d'importance, pour les affections chroniques ou subaiguës?

L'inflammation de l'articulation se propage de proche en proche, a-t-on prétendu, l'atrophie du muscle est le résultat d'une myosite et le muscle meurt petit à petit. Mais les examens histologiques sont contre cette théorie; elle est incapable d'expliquer les amyotrophies qui se produisent rapidement, incapable également de donner la raison de celles qui se font à distance.

On a voulu y voir une sorte de névrite périphérique propagée des nerfs articulaires aux nerfs musculaires et entraînant leur atrophie. Mais ici nous sommes arrêtés par l'absence de la réaction de dégénérescence et par les résultats histologiques négatifs que l'on trouve signalés partout.

Que ces causes, insuffisantes par elles-mêmes, que nous venons d'énumérer, ne puissent jouer aucun rôle, loin de nous cette pensée; nous croyons même qu'elles peuvent, chacune dans leurs moyens, participer à la pathogénie de l'atrophie musculaire de cause articulaire. Mais on est forcé d'admettre qu'aucune d'elles ne remplit toutes les conditions voulues que nous allons trouver réunies dans la théorie par action réflexe.

Cette théorie par action réflexe, qui du reste est maintenant admise par la plupart des pathologistes, consiste à admettre que, par la voie des nerfs articulaires irrités, l'affection articulaire primitive imprime à certains centres de l'axe médullaire des modifications qui, au moyen des nerfs musculaires, vont se transmettre dans les muscles et les faire atrophier.

M. Brown-Séquard a présenté cette théorie sous une forme différente. Pour ce physiologiste l'acte réflexe se produisait bien, il se passait bien dans les nerfs sensitifs, mais il se réfléchissait ensuite par les nerfs vaso-moteurs (1). Ce procédé d'explication à la rigueur pouvait

(1) Voici comment Vulpian (*Vaso-moteurs*, t. II, p. 337) réfute cette théorie de Brown-Séquard : « Cette irritation des vaso-moteurs, dirait-on, provoque un resserrement des vaisseaux des muscles animés par ces nerfs ; ce resserrement diminue l'irrigation sanguine dans ces organes, affaiblit l'activité de la nutrition intime, et entraine comme conséquences la production d'altérations musculaires. Mais l'irritation des fibres vaso-motrices destinées aux muscles qui subissent une altération dans ces conditions, pourrait-elle déterminer une constriction vasculaire suffisante pour obtenir de tels effets? Aucun fait n'autorise à l'admettre. Au contraire, l'examen direct de l'état des vaisseaux musculaires pendant que l'on excite les fibres vaso-motrices qui les innervent, démontre qu'il ne peut en être ainsi. Tous les physiologistes qui ont électrisé des nerfs, en exami-

rendre compte de l'atrophie, mais il ne rendait nullement compte des autres phénomènes que nous avons montrés dans l'exposé clinique comme pouvant être observés, des phénomènes de parésie, de paralysie, d'anesthésie, etc. Aussi l'a-t-on abandonné.

C'est ainsi donc que la seule théorie admissible, la seule que puissent accepter la clinique et l'anatomie pathologique est la théorie par retentissement nerveux à distance au moyen d'actes réflexes, c'est la théorie de Vulpian, c'est celle que démontre M. Charcot. Et combien facilement cette explication donne la clef des phénomènes pathologiques ; comment expliquer autrement les amyotrophies se produisant loin des articulations, se produisant par groupes de muscles toujours les mêmes et finissant par se propager à tout un membre ; y aurait-il moyen d'expliquer autrement l'absence de rapports qui existent entre la gravité de certaines atrophies et la bénignité des arthrites qui les ont causées ; ne voit-on pas que si on admet une action médullaire il est facile de comprendre les symptômes surajoutés de spasme musculaire, de paralysie, d'exagération des réflexes ?

On pourrait objecter que les centres trophiques des muscles siègent dans les cornes antérieures et que dans l'immense majorité des autopsies, dans les expériences, on n'a pas trouvé de lésions appréciables. Mais on répondrait, avec M. Charcot, que la lésion organique qui a été signalée cependant, n'a pas besoin d'exister ; que c'est une

nant les muscles auxquels ils se rendent savent combien est faible le changement de coloration du tissu musculaire pendant l'électrisation ».

lésion vitale, dynamique, que les cellules des cornes antérieures sous l'influence de l'action irritative centripète, sont frappées d'une sorte d'inertie, d'une sorte de stupeur et répondent par une excitation différente de l'excitation normale sur la nutrition des muscles (1).

Les expérimentateurs ont depuis longtemps réalisé artificiellement ces phénomènes pathologiques. Il suffit de déterminer chez un animal une arthrite quelconque pour voir survenir au bout d'un temps variable, quelquefois très rapidement, une atrophie des muscles du membre avec prédominance sur les extenseurs.

Mais pour contrôler ces expériences, en faire la preuve, on peut imaginer d'empêcher l'acte réflexe amyotrophique de se produire, tout en plaçant l'animal dans des conditions où, si l'action réflexe pouvait encore se faire, infailliblement l'atrophie surviendrait. L'acte réflexe le plus simple, schématique, suppose trois choses diffé-

(1) Voici le passage où M. Charcot (*Leç. du mardi*, 1888, p. 336) explique ce mécanisme : « Les cellules des cornes antérieures deviennent le siège d'un travail irritatif qui, dans une première période, produira l'excitabilité réflexe exagérée du système neuro-musculaire, tandis que dans une période ultérieure qui correspond à une phase d'épuisement de l'organite « cellule ganglionnaire » ce sont la parésie et l'amyotrophie qui s'accusent surtout. On peut comprendre d'ailleurs que dans certains cas, l'épuisement ou peut-être l'inhibition prédominent d'emblée, et dans ces cas, ce sont les phénomènes parétiques et amyotrophiques qui, dès l'origine, tiendront la première place. On peut comprendre également que simultanément dans certaines cellules nerveuses l'excitation sera particulièrement accentuée, tandis que dans d'autres, l'épuisement se sera produit de bonne heure ; et ainsi on expliquera que, à un moment donné, les phénomènes amyotrophiques et parético-spasmodiques pourront coexister sur un même membre ».

rentes : une fibre centripète, un centre excito-moteur, et une fibre centrifuge. Si l'on vient à briser un des anneaux de cette sorte de chaîne, l'action réflexe est empêchée. Dans le cas qui nous occupe on ne peut songer à la couper au niveau de la fibre centrifuge, ou au niveau du centre nerveux. Le seul endroit probant est la fibre centripète ; or on la trouve isolée et facilement vulnérable dans les racines postérieures. En résumé, si on coupe d'un côté les racines postérieures, si on isole ainsi les nerfs sensitifs de l'articulation, puis si des deux côtés on détermine une arthrite, on doit voir l'atrophie survenir du côté qui possède ses nerfs centripètes, mais on ne doit pas la voir apparaître du côté où la section de ces nerfs a été faite.

Ce sont là les expériences inédites que nous produisons. Sept fois l'expérience a été faite sur des chiens et des lapins, et sept fois elle a donné les mêmes résultats. L'atrophie musculaire s'est produite du côté qui avait gardé sa sensibilité, elle ne s'est pas produite, avec une lésion articulaire identique, du côté où l'on avait coupé les racines postérieures.

Ces expériences ont été faites dans le laboratoire de M. François Franck au Collège de France pour la première fois par MM. F. Raymond et Onanoff. Nous les avons répétées depuis dans le laboratoire de M. Raymond à l'hôpital Saint-Antoine, avec la collaboration de M. Onanoff qui a mis à notre disposition, avec son amabilité habituelle, son habileté de physiologiste et son expérience des maladies nerveuses.

Ces expérimentations qui ont donné toutes des résultats semblables ont eu lieu pendant le cours de l'année 1889, le 10 mars, le 13 mars, le 5 mai, le 16 mai, le 20 mai, le 3 juin, le 5 juillet. Nous nous contentons de rapporter en détail celle du 3 juin, la sixième.

EXPÉRIENCE

3 juin 1889. Chien de berger, de grande taille, du poids de 16 kilogrammes, adulte, en pleine santé. On pratique la section des racines postérieures des 3e, 4e et 5e paires lombaires du côté gauche.

Le 8 juin, quand la plaie paraît en bonne voie de guérison, on examine le chien au point de vue de la sensibilité : anesthésie complète depuis la région inguinale jusqu'au genou, anesthésie incomplète de la région interne de la jambe, à gauche, — les réflexes tendineux sont abolis de ce côté, — puis on détermine à droite et à gauche une arthrite traumatique, en introduisant une lame mince de thermocautère, par la région externe, dans l'articulation du genou des deux côtés. Quand on fait cette opération à gauche, l'animal ne sent rien et ne bouge pas, mais quand on la fait à droite, il souffre beaucoup et se débat violemment.

Ce chien se remet assez vite de ces traumatismes. On l'examine quelque temps après, il offre à gauche une absence complète du réflexe tendineux du genou, tandis qu'à droite il est exagéré au point qu'il suffit de toucher les poils de la région antérieure du genou pour déterminer des contractions violentes. Mais l'animal est souffrant et s'amaigrit assez rapidement de tout le corps.

Le 2 septembre ce chien est sacrifié par section du bulbe. Voici les résultats de l'autopsie. L'articulation des deux côtés, est gonflée, volumineuse, avec des infiltrations œdémateuses périarticulaires, elle est très enflammée ; la synoviale est rouge, infiltrée, épaissie et remplie de liquide sanguinolent ; les brûlures du thermocautère sont apparentes, limitées par des bords déchiquetés et taillés à pic ; les cartilages articulaires sont incomplètement détruits. Les muscles du côté gauche comme coloration n'offrent rien de particulier, ceux de droite sont pâles et amincis.

Poids des muscles.

	COTÉ DROIT	COTÉ GAUCHE
Droit antérieur	28 gr.	39 gr.
Vastes interne et externe	57	66 gr., 5
Masse de la partie postérieure de la cuisse	86	102 gr.
Triceps sural	68	79

Ce qui fait à peu près une différence de 6 à 7 gr. pour 40 gr. de muscle.

L'examen microscopique est pratiqué sur les muscles du côté droit et du côté gauche en ayant soin d'examiner aussi exactement que possible les mêmes endroits des muscles pour prendre un point de comparaison. Les faisceaux primitifs, du côté droit atrophié, sont diminués d'épaisseur, il n'y a pas de multiplication des noyaux ; il n'y a pas de traces inflammatoires sur les parois des vaisseaux; dans les champs de Cohnheim, les espaces clairs sont diminués, jusqu'au point de disparaître par endroits complètement et de ne plus donner la figure de mosaïque que l'on connaît, il y a diminution de la substance intercellulaire ; aucune lésion appréciable n'apparaît sur la substance contractile, sauf que les stries longitudinales sont presque invisibles ; les stries transversales sont normales ; la différence de volume du muscle paraissait tenir à la diminution de la substance interfibrillaire. Sur les nerfs des deux côtés pas de lésions. Dans la moelle dégénération ascendante du côté gauche dans les cordons postérieurs, les cellules de la colonne de Clarke ont un aspect vitreux, la trace de cette dégénération ascendante se perd au niveau de la partie inférieure de la moelle cervicale, les cornes antérieures sont saines des deux côtés ; au niveau de la section des racines postérieures, il y a de la rétraction des cordons postérieurs, la moitié droite de la moelle est intacte.

Cette expérience qui nous paraît concluante peut être ainsi résumée : arthrite des genoux droit et gauche, section des fibres sensitives du crural gauche, atrophies à droite, pas d'atrophie musculaire à gauche. La cause réflexe des amyotrophies articulaires nous paraît donc démontrée une fois de plus.

CONCLUSIONS

La clinique et l'expérimentation sont d'accord pour reconnaître que les amyotrophies qui succèdent à des lésions articulaires sont de nature réflexe.

Ces amyotrophies peuvent revêtir des formes étendues, graves, rebelles, chroniques dont le pronostic est extrêmement sérieux.

Le traitement le plus rationnel, celui qui paraît donner les meilleurs résultats, est le traitement électrique sous forme de courants directs et de courants d'induction. Il semble urgent de le commencer le plus tôt possible.

INDEX BIBLIOGRAPHIQUE

Trastour. — Th. Paris, 1853. *Du rhumatisme goutteux chez la femme.*

J. M. Charcot. — Th. Paris, 1853. *Études pour servir à l'histoire de l'affection décrite sous le nom de goutte asthénique primitive.*

Cruveilhier. — *Anatomie pathologique générale*, t. III, 1856.

Plaisance. — Th. Paris, 1858. *Étude nosographique sur le rhumatisme articulaire chronique primitif.*

Lejeune. — Th. Paris, 1859. *De l'atrophie musculaire consécutive aux fractures des os longs chez les adultes et les enfants.*

Brown-Séquard. — *Leçons sur les vaso-moteurs*, 1860, traduites en 1872.

Gubler. — De la paralysie amyotrophique consécutive aux maladies aiguës. *Société de Biologie*, 1861.

Gubler. — Des paralysies dans leurs rapports avec les maladies aiguës. *Arch. génér. de médecine*, 1860-1861.

Béziel. — Th. Paris, 1864. *Étude sur l'atrophie musculaire dans ses rapports avec le rhumatisme articulaire aigu.*

Charcot. — *Leçons sur la goutte et le rhumatime*, 1868.

Vergely. — Th. Paris, 1866. *Essai sur l'anatomie pathologique du rhumatisme articulaire chronique primitif.*

Liégeois. — *Traité de physiologie appliquée à la médecine et à la chirurgie*, 1869.

A. Ollivier. — Th. agrég. 1869. *Des atrophies musculaires.*

Lefort. — *Bulletins de la Société de chirurgie de Paris*, 1872, p. 120 et 148.

Collette. — Th. Paris, 1872. *Sur une forme d'arthropathie.*

Beni-Barde. — De la névromyopathie périarticulaire. *Annales de la Société d'hydrologie*, t. XVIII, 1872.

Sabourin. — Th. Paris, 1873. *De l'atrophie musculaire rhumatismale.*

Weir Mitchell. — *Des lésions des nerfs*, traduit en 1874.

Vulpian. — *Leçons sur l'appareil vaso-moteur*, 1875, t. II.

Desnos et **Barié.** — Note sur un cas d'atrophie générale du membre inférieur droit consécutif à un traumatisme. *Progrès médical*, 1875, p. 557.

Lefort. — *Bulletins de la Société de chirurgie de Paris*, 1876, p. 228.

Onimus. — *Bulletins de la Société de médecine de Paris*, 1876, 8 juillet.

Valtat. — Th. Paris, 1877. *De l'atrophie musculaire consécutive aux maladies des articulations.*

J. Paget. — *Leçons de clinique chirurgicale.* Traduction, 1877, p. 287.

Darde. — Th. Paris, 1877. *Des atrophies consécutives à quelques affections articulaires.*

Hayem. — *Recherches sur l'anatomie pathologique des atrophies musculaires*, 1877.

Berguiem. — Th. Paris, 1877. *De l'atrophie du membre abdominal dans la coxalgie.*

Bocquet. — Th. Paris, 1878. *Contribution à l'étude du traitement par les courants interrompus de l'atrophie du deltoïde consécutive à l'arthrite scapulo-humérale.*

Urdy. — Th. Paris, 1878. *Considérations sur le rhumatisme blennorrhagique et plus spécialement sur l'atrophie musculaire consécutive.*

Desplats. — Atrophie musculaire dans la périarthrite scapulo-humérale. *Gazette hebdomadaire*, 1878, p. 374.

Vulpian. — *Clinique médicale de la Charité*, 1879.

Cristin. — Th. Paris, 1880. *De l'atrophie et de la paralysie des muscles de la cuisse dans quelques affections du genou.*

Batigne. — Th. Lille, 1880. *De l'hydarthrose du genou, avec atrophie du triceps crural et de son traitement par la faradisation et la gouttière moulée en gutta-percha.*

Vignes. — Th. Paris, 1880. *De l'atrophie musculaire consécutive au rhumatisme, à la goutte, aux arthropathies ataxiques.*

Descosse. — Th. Paris, 1880. *Troubles nerveux locaux consécutifs aux arthrites.*

Picqué. — Des atrophies. *Gazette médicale de Paris*, 1880, p. 255.

Dubrueil. — *Leçons de clinique chirurgicale*, 1880.

Combescure. — Th. Montpellier, 1882. *Contribution à l'études des atrophies musculaires d'origine périphérique.*

Guyon et **Féré.** — Note sur l'atrophie musculaire consécutive à quelques traumatismes de la hanche *Progrès médical*, 1881, p. 253.

Guichard. — Th. Bordeaux, 1881. *Contribution à l'étude des atrophies musculaires réflexes.*

Mondan. — Th. Lyon, 1882. *Recherches expérimentales et cliniques sur les atrophies des membres dans les affections chirurgicales.*

Méricamp. — Th. Paris, 1882. *Contribution à l'étude des arthropathies syphilitiques tertiaires.*

Vulpian. — Deux cas d'atrophie musculaire. *Gazette des hôpitaux*, 1883, p. 130.

Erb. — *Electrothérapie*, traduction 1884.

Trélat. — Atrophie musculaire dans l'ostéomyélite. *Revue de chirurgie*, 1885, p. 337.

Moussous. — Th. Bordeaux, 1885. *Contribution à l'étude des atrophies musculaires succédant aux affections articulaires.*

Duplay et **Clado.** — Note pour servir à l'étude des altérations musculaires consécutives aux fractures. *Progrès médical*, 1885, t. II, p. 69.

Babinski. — De l'atrophie musculaire dans les paralysies hystériques. *Archives de neurologie*, juillet 1886.

Parisot. — Th. agrég. Paris, 1886. *Pathogénie des atrophies musculaires.*

Charcot. — *Maladies du système nerveux*, 1887.

Metge. — Th. Bordeaux, 1887. *Pathogénie et traitement des atrophies musculaires consécutives aux fractures.*

Desplats. — Atrophies pleurétiques. *Semaine médicale*, 18 avril 1887.

Barbillion. — Th. Paris, 1887. *De l'état de la sensibilité cutanée dans le rhumatisme articulaire aigu.*

Klippel. — Double altération du triceps crural causée par une arthrite de genou. *Bulletins de la Société anatomique*, 1887, p. 720 et 1888, p. 37.

Charcot. — *Leçons du mardi*, 17 avril et 13 novembre 1888.

Klippel. — Th. Paris, 1889. *Des amyotrophies dans les maladies générales chroniques.*

F. Raymond. — *Maladies du système nerveux, atrophies musculaires*, 1889.

IMPRIMERIE LEMALE ET Cie, HAVRE

www.ingramcontent.com/pod-product-compliance
Lightning Source LLC
LaVergne TN
LVHW050432160826
845677LV00002BA/676

* 9 7 8 2 3 2 9 6 8 3 4 6 1 *